DU MODE

DE

PROPAGATION

DES

MALADIES ÉPIDÉMIQUES

réputées contagieuses,

ET DES

MOYENS PRÉVENTIFS QU'ELLES RÉCLAMENT ;

Par Auguste BONNET, D. M. P.,

CHEVALIER DE LA LÉGION D'HONNEUR, MEMBRE ET EX-PRÉSIDENT DE LA SOCIÉTÉ ROYALE DE MÉDECINE DE BORDEAUX, MEMBRE CORRESPONDANT DE LA SOCIÉTÉ MÉDICALE D'ÉMULATION, DE LA SOCIÉTÉ DE MÉDECINE PRATIQUE, ET DE LA SOCIÉTÉ MÉDICO-PRATIQUE DE PARIS, DE LA SOCIÉTÉ MÉDICALE DE DOUAI, DE LA SOCIÉTÉ DE MÉDECINE DE TOULOUSE, DE LA SOCIÉTÉ D'AGRICULTURE, SCIENCES ET ARTS D'AGEN, ETC.

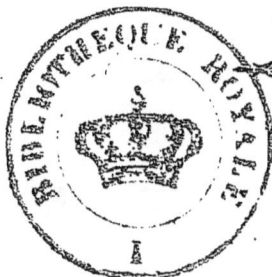

Bordeaux:

Chez H. GAZAY, imprimeur, rue Gouvion, 14.

Octobre 1837.

CONSIDÉRATIONS

PRÉLIMINAIRES.

———

Parmi les questions importantes qui se rattachent aux maladies épidémiques réputées contagieuses, il en est une (leur mode de propagation) qui méritait particulièrement de fixer l'attention des gens de l'art. Mais ce point de pathologie, pour être traité avec fruit, devait être dégagé de tout ce que l'amour du merveilleux, les narrations lointaines, les préoccupations sytématiques ou de la peur y ont introduit de contestable, d'erroné ou de prestigieux, et c'est ce qui m'a déterminé à me borner à examiner :

1° Si le passage du choléra-morbus en France, a suffisamment arrêté nos idées sur son mode de pro-

pagation pour qu'on puisse dòrs et déjà modifier quant
à lui notre législation sanitaire ;

2° Jusqu'à quel point nos idées sur la propagation
du typhus, de la fièvre jaune et de la peste se trouvent modifiées par la grande épidémie dont la France
vient d'être le théâtre, et jusqu'à quel point il est permis de modifier la législation relative au typhus, à la
fièvre jaune et à la peste.

Le problème, ainsi posé, n'est pas assurément sans
présenter de sérieuses difficultés, mais on a le grand
avantage de n'opérer d'abord que sur des faits recueillis dans le royaume, qui, par cela même, doivent avoir pour nous un degré de certitude que ne
sauraient offrir les innombrables documents venus de
l'étranger, et c'est, à mon avis, une forte raison de
penser que des recherches dirigées dans ce sens ne
seront pas entièrement stériles.

Quoi qu'il en soit, avant de se livrer à l'étude du
mode de propagation des maladies réputées contagieuses, il est essentiel d'être parfaitement fixé sur la si-
gnification du mot *contagion*, je commencerai donc
par rappeler qu'il n'est pas synonyme *d'épidémie*.
Cette dernière dénomination se donne sans doute à
toute maladie devenue générale, quelle que soit la
cause qui l'ait rendue telle ; mais de ce qu'elle suppose l'existence simultanée d'une même affection sur
un grand nombre d'individus, il ne suit pas que les
états morbides auxquels on l'applique, doivent né-

AVANT-PROPOS.

Au moment où le choléra-morbus règne de nouveau dans le midi de la France, que quelques villes de l'Espagne sont, dit-on, atteintes ou fortement menacées de la fièvre jaune, et qu'on redouble de surveillance pour empêcher la peste de pénétrer chez nous, il m'a paru utile et convenable de publier un Mémoire qui traite du mode de propagation des maladies épidémiques réputées contagieuses et des moyens préventifs qu'elles réclament.

Mon but n'a pas été seulement, dans ce travail, de chercher à résoudre le problème le plus compliqué peut-être de la médecine; je me suis proposé aussi de familiariser, avec ce problème, les personnes étrangères à notre art, et de les prémunir par là contre l'impression fâcheuse que produisent presque toujours sur elles l'approche ou l'invasion des grandes épidémies. Il en est de ces fléaux, selon moi, comme des objets que nous apercevons de loin dans la nuit : ceux-ci nous effraient, parce que nous n'en apprécions pas bien la nature, la forme et les dimensions ; ceux-là ne paraissent si redoutables et si inévitablement funestes , que parce qu'on ne les connaît que par des traditions écrites sous l'influence d'opinions systématiques ou d'une vive terreur. Nul doute que l'immensité de leurs ravages ne soit due en partie, et aux idées universellement répandues sur leur origine , et à l'espèce de vertige qui s'empare pour l'ordinaire des esprits, lors de leur apparition. Voyez en Italie et en Sicile , ces populations ignorantes, superstitieuses, imbues de croyances et de préjugés qui ne sont plus de notre temps ; le choléra les moissonne, il est vrai, par suite de la gravité qui lui est propre ; mais que la mortalité eût été différente parmi elles, si, possédant des données plus justes sur l'étiologie de cet état morbide, et moins accessibles aux étreintes de la peur et du désespoir, elles ne s'étaient pas privées des bienfaits d'un régime sanitaire approprié! En 1835, à Marseille, l'épouvante devint générale ; chacun perdit la tête, et le nombre des morts fut considérable. En 1837, au contraire, le choléra n'y a fait que très-peu de victimes. C'est que cette fois on l'a vu avec les yeux de la raison, et que, mettant à profit les leçons de l'expérience, on n'a rien négligé pour éloigner ou détruire les circonstances locales qui pouvaient favoriser l'action de ses causes productrices.

On ne saurait donc trop s'attacher à rectifier les idées des masses sur les causes des maladies épidémiques réputées contagieuses : dépouiller ces affections du merveilleux dont on s'est plu à les entourer; démontrer qu'elles naissent et se propagent comme une foule d'autres qui ne nous inspirent aucune frayeur, c'est leur ôter une partie de leur énergie et de leur virulence, c'est maintenir le calme et la tranquillité dans les esprits, c'est diminuer les chances de perturbation et de désordre, c'est, en un mot, arriver à un résultat qu'on n'avait pas atteint jusqu'ici, et que je crois avoir obtenu.

cessairement être contagieux. Il est des épidémies qui sont occasionées par des aliments ou des boissons de mauvaise qualité, il en est aussi qui dépendent de l'air qui parfois acquiert la propriété de modifier morbifiquement et d'une manière identique les populations en masse (1). Dans ces deux cas évidemment, la contagion ne contribue en rien au développement de la maladie. Le mot *épidémic*, on le voit, n'est pas synonyme du mot *contagion*. Celui-ci ne l'est pas non plus du mot *infection* : c'est ce qui ressortira, j'espère, des considérations auxquelles je vais me livrer sur les dogmes qui servent de base à notre législation sanitaire.

La doctrine de la contagion qu'on professe encore dans nos écoles repose sur ce principe fondamental, que l'unique cause des maladies contagieuses est un virus. Suivant cette doctrine, toute contagion suppose un agent spécifique qui la détermine, et cet agent est

_____

(1) L'air ne contient pas alors d'autres corps étrangers que ceux qu'il renferme ordinairement, l'eau, le calorique et le fluide électrique, mais ces derniers s'y trouvent ou en excès ou combinés de telle sorte, qu'ils lui impriment des qualités délétères. Les épidémies qui résultent de cet état de l'atmosphère, ont été appelées *constitutionnelles, stationnaires, saisonnières,* etc. Elles diffèrent essentiellement des épidémies *contagieuses* et des épidémies *infectieuses,* qui, comme on sait, sont occasionées, les unes par des virus, les autres par des miasmes, des effluves, des émanations putrides.

un germe qui, toujours identique, ne fait que se tran-sporter d'un individu à un autre presque sans s'alté-rer, et qui produit constamment un état morbide es-sentiellement le même. Si vous ajoutez à cela : 1° que ce germe ne se développe jamais spontanément ; 2° qu'il ne se communique pas par le moyen de l'air ; 3° que les saisons n'en modifient nullement l'activité ; 4° qu'il sévit indifféremment sur tous les sujets, vous aurez le tableau complet de la théorie des affections virulentes, que Fracastor créa en 1547, et qui est parvenue jusqu'à nous, telle qu'elle sortit des mains de son auteur.

Cette théorie, je ne crains pas dès l'abord de le dire, est vicieuse de tous points.

Une chose qui déjà devrait jeter beaucoup de dé-faveur sur elle, c'est que depuis l'époque de sa créa-tion jusqu'à la nôtre, les médecins qui l'ont défendue avec le plus de chaleur, semblent avoir eu un intérêt particulier à la défendre. Fracastor, ami intime du cardinal Bembo, ne fit son traité des maladies conta-gieuses que pour seconder les vues du St.-Siège. C'est du moins l'opinion des historiens qui racontent que le pape Paul III, voulant transférer le Concile de Trente à Bologne, n'aurait exécuté ce dessein qu'avec la plus grande difficulté, s'il ne s'était servi de la plume du médecin de Vérone pour établir la réalité de la contagion d'une maladie qui régnait alors. Si du XVIme siècle nous passons à des temps plus rapprochés de nous, nous verrons que les discussions les plus animées qui ont eu lieu sur ce point, se trouvent liées à des événements politiques d'une grande importance; or, en admettant que cette circonstance ait été purement fortuite, et que de nos jours sur-tout elle n'ait exercé aucune influence sur l'opinion des contagionistes, il est clair qu'elle a dû permettre d'élever des doutes sur l'indépendance de leur conduite, et, par cela seul, nuire à la cause qu'ils soutiennent.

Mais ce qui aurait dû principalement ébranler les esprits, et engager du moins à n'adopter la doctrine Fracastorienne qu'avec restriction, c'est qu'elle ne roule que sur quatre ou cinq propositions, qui toutes sont inadmissibles dans l'état actuel de la science.

La plupart des auteurs, par exemple, qui ont écrit sur les maladies contagieuses, posent en principe qu'elles ne se développent jamais spontanément. Etablir un pareil fait, c'est dire que les germes morbifiques existent tous formés dans la nature; c'est, en d'autres termes, avancer une chose qu'on ne peut prouver. Je vais plus loin, faire de l'absence de la spontanéité dans le développement, un des caractères distinctifs des affections dont les propriétés communicables sont bien avérées, c'est aller contre ce que l'observation atteste chaque jour : la rage, la variole sont très-certainement susceptibles de se déclarer d'une manière spontanée; il n'est guère possible même

de constester que ce ne soit à cette circonstance qu'il
faut, en grande partie, attribuer la reproduction du
dernier de ces états morbides, malgré les divers
moyens qu'on a employés jusqu'ici pour s'en préserver. Quant à la syphilis et à d'autres maladies qu'on
regarde généralement comme ne pouvant être pro-
duites que par le contact, je suis loin de penser
qu'elles fassent exception. En supposant, en effet,
qu'il fut bien démontré qu'elles ne surviennent jamais
spontanément maintenant, il n'en resterait pas moins
hors de doute, qu'il n'en a pas toujours été ainsi :
les premiers hommes assurément ne furent pas atteints de ces sortes de lésions et il a dû nécessairement y avoir une époque où elles se sont manifestées
sans cause appréciable.

Les partisans de la contagion dominés par une idée
préconçue, ont avancé encore que l'air ne sert pas
de véhicule aux virus : le contact médiat ou immédiat peut seul, suivant eux, favoriser leur action sur
le corps humain. Mais s'il est vrai que la variole règne pour l'ordinaire épidémiquement, il est clair
qu'alors le principe matériel qui la détermine se trouve
répandu dans l'atmosphère : il y a plus que d'un
simple contact, c'est en quelque sorte une véritable
pénétration.

On a eu tort également d'établir que les saisons
n'exercent aucune influence sur les affections que
les virus occasionent. N'y eût-il, en effet, que la

pétite vérole qui, abandonnée à elle-même, fut constamment et sensiblement modifiée par le cours des
saisons, que ce fait suffirait seul pour démontrer
qu'on n'est pas fondé à poser en principe que les maladies virulentes se propagent en tous temps, sans aucune circonstance adjuvante, etc.

Était-on plus en droit de nier la nécessité des dis-
positions individuelles ? Je ne le pense pas : une
preuve que cette condition est indispensable au développement de quelques affections contagieuses,
c'est qu'elles n'attaquent en général qu'une fois dans
la vie, et qu'il y a des personnes qui ne contractent
jamais la variole, et chez qui même la vaccine reste
sans action.

Les caractères dont je viens de parler, ne reposent, comme on voit, ni sur l'observation, ni sur le
raisonnement. Il n'en est aucun, en outre, qui ap-
partienne à l'universalité des maladies contagieuses,
et qui puisse, par conséquent, servir à les distinguer
essentiellement. Mais ce n'est pas sous ce rapport
seul que la doctrine qui nous occupe me paraît
défectueuse : on peut l'attaquer encore dans ce principe qui établit que toute affection communicable suppose un agent spécifique qui la détermine.
Cette proposition, en effet, n'est incontestable que
lorsqu'on la considère d'une manière absolue : il serait difficile certes de ne pas convenir que les maladies
qui ont la propriété de se transmettre par le contact,

sont occasionées par une cause particulière, spécifique, autre enfin que celles qui produisent les lésions
ordinaires qui nous affligent. Mais lorsqu'on l'envisage
sous le même point de vue que les contagionistes ,
on ne tarde pas à s'apercevoir que , puisqu'ils recon-
naissent un grand nombre d'affections communicables,
elle entraîne nécessairement cette conséquence qu'il
y a beaucoup de germes morbifiques ; or , l'observation atteste que les maladies où l'existence d'un principe contagieux ne saurait être révoquée en doute ,
sont tout au plus au nombre de huit (1). La théorie
des affections virulentes qu'on professe dans nos écoles est donc erronée ; elle achèvera de paraître insou-
tenable si l'on se donne la peine de remarquer
qu'on va dans cette hypothèse jusqu'à admettre des
virus pour des états pathologiques , qui ne sont transmissibles ni par le contact , ni par l'intermédiaire de
l'air ambiant.

Ce n'est pas en procédant de la sorte qu'on pouvait espérer de résoudre le problème le plus compliqué peut-etre de la médecine; il y avait, selon moi,
une manière plus philosophique de se diriger dans ce
dédale de difficultés. Disons-le franchement, s'il règne

---

(1) La vaccine, la rage, la syphilis, la gale, la pustule maligne,
la variole, la rougeole, la scarlatine. Les cinq premières ne se communiquent que par le contact, les autres sont transmissibles par le
contact et par le moyen de l'air.

encore tant d'obscurité sur le point important de pathologie dont il s'agit, c'est que les écrivains qui s'en
sont occupés, imbus des préjugés et des doctrines de
leur temps, n'ont pas su s'en affranchir, et n'ont
pas réfléchi sur-tout que le mot contagion ne signi-
fiant, d'après Fracastor et ses partisans, que la transmission d'un état morbide par contact médiat ou
immédiat, ne doit être appliqué qu'aux affections qui
se développent de cette manière. On serait parvenu
certainement à des résultats plus positifs, si au lieu de
confondre, sous cette dénomination, des modes de
propagation très-différents, on s'était attaché à distinguer les maladies qui dépendent d'un principe
morbifique répandu dans l'air, et ne se propagent que
par ce moyen, de celles qui sont occasionées par
un virus, ou, si l'on aime mieux, qui se communiquent par le contact. Les gouvernements n'ont malheureusement regardé jusqu'ici la controverse qui
s'est élevée au sujet de *l'infection* et de la *contagion*
que comme une dispute de mots, mais le médecin
instruit, d'un esprit droit et élevé, ne saurait parta-
ger cette opinion : pour lui, infection n'est pas synonyme de contagion ; pour lui, il est indispensable de
séparer les affections provenant d'émanations mias-
matiques, de celles qui sont occasionées par le contact. Dans le premier cas, la maladie ne se communique ni par inoculation, ni par le toucher ; l'air seul
peut servir de véhicule à l'agent inconnu qui la pro-

duit. On ne l'aura pas, si on ne va pas la puiser dans son foyer d'activité. Il faut assainir les lieux infectés ; il faut les fuir : *Cede citò , longinque abi , serusque reverte ;* voilà tout le secret du système sanitaire à adopter. Dans le second cas, il y a une cause, également inconnue sans doute, mais transmissible par-tout, par divers milieux, et dont la dissémination ne détruit pas la communicabilité. Que si l'on alléguait qu'il est impossible de tracer une ligne de démarcation entre la contagion et l'infection, parce qu'il y a des états morbides qui se propagent par l'un et l'autre de ces genres de transmission, je répondrais que ce fait n'est prouvé que pour la variole, la rougeole et la scarlatine. Il importe fort peu d'ailleurs qu'il y ait des affections qui jouissent de la double faculté de se communiquer par le contact et par la respiration d'un air impur. L'essentiel est qu'il en existe qui ne se développent que par *infection*.

Il demeure donc démontré que la contagion et l'infection sont deux modes de propagation entièrement différents, et cette distinction est d'autant plus précieuse à établir qu'elle nous fournit un moyen simple et facile d'arriver à la solution de la question qui est l'objet de ce mémoire : dès le moment, en effet, que les maladies de nature infectieuse n'exigent pas le même régime sanitaire que celles que le contact détermine, il est clair qu'il ne faut pour la résoudre que voir la manière dont naissent et se propagent les états morbides dont il s'agit ici. Je vais en conséquence me livrer à cet examen, et pour me conformer au plan que je me suis tracé, je commencerai par la grande épidémie dont la France vient d'être le théâtre.

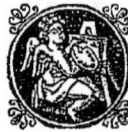

DU MODE

DE

PROPAGATION

DES

MALADIES ÉPIDÉMIQUES

réputées contagieuses,

ET DES

MOYENS PRÉVENTIFS QU'ELLES RÉCLAMENT.

CHAPITRE PREMIER.

DU MODE DE PROPAGATION DU CHOLÉRA-MORBUS.

Le choléra-morbus asiatique est de toutes les maladies épidémiques réputées contagieuses, celle dont on révoquait le moins en doute les propriétés communicables, il y a quelques années. Rappelez-vous ce que nous racontaient les voyageurs qui venaient de l'Inde, ce que nous ont transmis les médecins anglais domiciliés au Bengale, ce que nous a dit enfin ce savant académicien, qui, sans être médecin et sans avoir observé lui-même, s'est constitué le champion de la contagion, et vous verrez qu'à cette époque rien ne semblait moins susceptible de discussion que la manière dont le choléra se développe et se propage. Cependant les choses en sont au point aujourd'hui qu'on ne peut guère sérieusement et avec conviction soutenir qu'il se communique par contact médiat ou immédiat. Un pareil changement aurait de quoi nous surprendre, si nous ne savions, par expérience, que les faits recueillis dans des temps de calamité et de désastre, sont presque toujours dénaturés ou portent l'empreinte de l'exagération. La crédulité, l'amour du merveilleux, les idées préconçues, et, plus que tout cela, la peur qui fausse si souvent le jugement, exercent une telle influence sur l'esprit des hommes, qu'il nous est presque impossible alors de bien apprécier les événements qui se passent autour de nous. C'est là certainement l'unique cause du changement d'opinion que je viens de signaler. Lorsque le choléra étendit ses ravages et se rapprocha de nous, on commença à suspecter l'exactitude des recherches dont son mode de transmission avait été l'objet ; au fur et à mesure qu'il s'avança de l'orient vers l'occident, l'incertitude devint plus grande, aussitôt qu'il eut paru en Europe, la majorité des praticiens reconnut qu'il n'est pas contagieux.

Une chose qui frappe dans l'histoire du choléra-morbus, c'est que l'importation de cet état morbide

n'y est démontrée nulle part : des *on dit*, des allé-
gations vagues, des versions qui varient suivant la po-
sition sociale ; quelquefois même l'intérêt des narra-
teurs, voilà les faits qu'on a invoqués dans tous les
pays pour l'établir : — Le choléra se déclare à Sunderland. Quelle peut-être la cause de ce fleau ? « Ce
sont, disent les contagionistes, des lits de plume qu'un
navire venant de Riga et de Cronstadt a apporiés, car
qui pourrait répondre que dans ces lits, il ne
s'en est pas trouvé qui aient servi à des cholériques ?
pendant la traversée, d'ailleurs, des matelots sont morts,
il est vrai qu'on ne sait pas de quelle maladie ils ont
péri ; mais *qui oserait assurer que ce n'est pas
du choléra* (1) ? » — Un enfant, en apprentissage
chez un tisserand près Kirkintiloch, a le choléra; après
lui, dans la même maison, la femme du tisserand fut
attaquée ; en face, à quinze pas, une vieille femme,
et à côté une famille composée de quatre enfants, etc.
Comment est survenu le premier cas ? « Il venait d'arriver, disent encore les partisans de la contagion, des
bateaux dans le voisinage : *Est-il bien improbable*
qu'un enfant soit allé jouer dans un de ces bateaux ?
c'est effectivement ce qui est arrivé, comme le cons-
tate un journal d'Edimbourg ; or, si ce fait est vrai,
serait-il, sans la moindre vraisemblance, que, dans le

---

(1) Etude du choléra-morbus en Angleterre et en Ecosse, par
Delpech, page 223.

temps où le choléra régnait à Sunderland, à Newcastle, dans tous les villages bordant les rivages de la mer du nord, l'un de ces bateaux, qui fréquentaient les mêmes parages, ait eu un malade, et que, pour éviter les restrictions qui pesaient sur la navigation seulement, on l'ait dissimulé ? Que le malade soit mort ou non, le lieu dans lequel il aura vécu est dangereux pour les autres, et quoi de mieux disposé pour conserver des miasmes que la cabine d'un bateau ? La vieille femme qui demeurait en face et la famille de la maison attenant, n'ont eu, dit-on, aucune communication avec le premier enfant ; *qui peut l'assurer (1)* ? et en l'admettant, si un enfant a trouvé un foyer d'infection, pourquoi aurait-il été inabordable pour d'autres (2) ? » — Tels sont les faits dont on s'est servi pour prouver que le choléra a été importé à Sunderland, et de là dans divers autres lieux de la Grande-Bretagne. Ce qu'on a publié sur son apparition en Perse, en Russie, en Pologne, etc., n'est ni moins fastidieux ni plus satisfaisant. Bruits populaires, assertions sans preuves, ce sont par-tout et les mêmes données et la même argumentation.

***

(1) Ces Messieurs, on le voit, ne citent aucun fait positif. *Qui peut l'assurer? Qui pourrait répondre? Est-il bien improbable?* Voilà leur manière d'argumenter, et certes on conviendra sans peine qu'elle n'est ni logique ni rigoureuse.

(2) Etude du choléra-morbus, etc., page 220.

Au surplus, s'il a pu y avoir controverse pour les pays dont je viens de parler, il ne saurait en être de même pour le nôtre : personne n'ignore la manière dont le fléau terrible qui nous occupe s'y est manifesté. S'il nous était venu d'une autre contrée, il aurait successivement attaqué celles qui sont sur la route de la capitale, et non sévi de prime-abord sur cette dernière. c'était la marche naturelle qu'il devait prendre ; or, ni les lieux intermédiaires, ni les villes, ni les bourgs, situés sur les frontières des états alors infectés, n'en avaient vu d'exemples (1). Sur quoi d'ailleurs pourrait-on se fonder pour admettre son importation à Paris ? Celui qui en a été le premier atteint (le cuisinier de M. de Lobau) n'avait communiqué avec aucun individu venant d'Angleterre ou d'Allemagne. A moins qu'on ne veuille, comme je ne sais quel journaliste, qu'il ait pris sa maladie en touchant un gigot dont un anglais arrivé la veille avait mangé (2). Mais cet anglais, qui était sain en ce moment, est resté tel pendant tout le cours de l'épidémie. Comment supposer, d'après cela, qu'il a introduit parmi nous le choléra ? Direz-vous qu'il a pu avoir le germe de cette affection, ne

---

(1) Rapport de l'Académie de médecine, 1832.

(2) On a signalé, je le sais, quelques cas avant le 24 mars 1832, mais ces faits furent considérés comme sporadiques, et l'individu par lequel commença l'épidémie, fut réellement le cuisinier de M. de Lobau.

pas la contracter et la communiquer néanmoins ? Mais alors ce n'est plus le doute philosophique et l'esprit d'examen que vous devez apporter dans l'étude des sciences : c'est cette foi robuste qui ne repousse ni les faits gratuits, ni les invraisemblances les plus grandes, et, en procédant ainsi, vous ramènerez la médecine au point juste où elle était vers le XIIe ou le XIIIe siècle.

Mais ce n'est pas seulement à Paris que le choléra s'est développé on ne sait comment : il en est de même de presque tous les pays qui en furent ultérieurement infectés. Lorsqu'il parut à Nantes, les lieux circonvoisins en étaient exempts ; Bordeaux le vit naître et mourir dans son enceinte ; Arles en fut frappé à la même époque, et il ne s'étendit pas au reste du midi (1); plus tard il se déclare à Rochefort, gagne Charente, va jusqu'à Saintes et ne pousse pas plus loin sa course vagabonde ; neuf cas se manifestent à Aiguillon (Lot et Garonne), et il n'en survient aucun autre ni dans la ville ni dans le département; à Toulouse, la maladie attaque dix ou douze individus, et s'éteint. Ces faits sont péremptoires et militent puissamment contre l'importation du choléra. Si cet état morbide se propageait par voie d'importation , on ne le verrait pas s'abattre sur un village et respecter le village voisin. Les personnes,

---

(1) Rapport sur le choléra-morbus asiatique qui a régné dans le midi de la France en 1835, par les professeurs Dubreuih et Rœsch, page 222.

qui vont d'un pays infecté dans un pays sain, l'y apporteraient inévitablement. Les lois préventives serviraient à quelque chose ; or, qui ne sait que Calais, où le régime sanitaire était en vigueur, fut après Paris la première ville affectée en France. Dieppe, au contraire, où toutes les provenances d'Angleterre entraient librement, n'en fut atteinte que long-temps après. Il ne devrait pas sans doute être question ici de ce qui s'est passé à l'étranger, mais je ne puis résister au désir de rappeler qu'en Prusse les cordons sanitaires eurent les plus déplorables résultats ; qu'à Naples et dans toute l'Italie on ne s'en est pas mieux trouvé. Par-tout où l'on a voulu séquestrer les lieux et les objets contaminés, la maladie a pris un dégré d'énergie et de virulence qu'elle n'avait pas auparavant.

Mais pour revenir à ce qui s'est passé chez nous, je ferai observer que la majorité des médecins, qui ont vu le choléra dans nos provinces méridionales, ne croit pas à son importation. Et puis qu'allèguent, dans ces provinces, les partisans de l'opinion contraire ? Rien que de vague, d'indéterminé, et dont un esprit sévère ne saurait se contenter : à Castres, M. Moziman confond la contagion avec l'infection. De deux sociétés médicales, que Marseille possède, l'une est pour l'autre contre l'importation (1). MM. les professeurs

_____

(1) Rapport sur le choléra-morbus qui a régné dans le midi de la France en 1835, par les professeurs Dubreuilh et Rœsch, page 252.

Dubreuilh et Rœsch admettent l'importation , et ne
veulent pas de la contagion, comme si l'une n'entraî-
nait pas l'autre , comme s'il était possible qu'une maladie put être importée et ne fut pas contagieuse. Il
ne suffit pas de dire : l'épidémie , développée à Marseille , fut à St-Chamans , de St-Chamans à Toulon ,
de Toulon à Aix , etc., (1) car c'est absolument de la
sorte qu'elle se comporta en 1832 dans les départements
du nord : la plupart d'entre eux furent infectés presque simultanément, et cependant on n'y compte peut-
être pas deux praticiens contagionistes. L'épidémie ,
ajoute-t-on , a commencé à St-Gilles par un matelot
venant de Toulon, à Brignolles par une femme fuyant
de Marseille, etc.; (2) mais outre que nous possédons
une foule d'exemples d'importation directe sans communication immédiate (3) , le choléra se déclara sans
importation préalable à Bordeaux , à Nantes, à Aiguillon ; il en fut également ainsi à Sauve, à Monfrin,
à Aramon , à Vallabrégues, à Beaucaire, à Fourgues,

(1) *Id.*, page 250.

(2) *Id.*, page 251.

(3) Les auteurs du rapport dont il s'agit ici disent, page 84, qu'à
Cucuron six personnes seulement furent atteintes du choléra, cinq
venant de Cadenet, et une de Lourmarin. Aucun autre habitant
ne contracta la maladie. Vaugine fut témoin d'un fait semblable ;
deux individus, venant de Cadenet, eurent le choléra, et personne
ne l'eut dans ce village.

à Arles, à Lourmarin, à Cadenet et au Cheval-Blanc (1).

Les auteurs du rapport, il est vrai, paraissent croire que, dans ces diverses localités, l'importation a pu être opérée par des personnes en bonne santé ; mais ils se bornent à dire à ce sujet : « que c'est une opinion généralement reçue dans les départements du Var et des Bouches-du-Rhône ; que, lorsque la terreur, répandue à Toulon et à Marseille, eut amené une immense émigration, les petites villes, les villages où s'étaient réunis beaucoup d'émigrés, virent, pour la plupart, éclater bientôt après l'épidémie dans leur sein (2). »

Les statistiques de ce genre pourraient être invoquées, selon moi, si elles fournissaient les moyens de dire, d'une manière certaine, positive : là, ce fut un homme venant du foyer de l'épidémie qui la communiqua ; ici, ce furent des effets ayant servi à des cholériques qui donnèrent la maladie à ceux qui les revêtirent ; or, par-tout où l'on a avancé de pareils faits, il s'est rencontré des médecins en égal nombre au moins, qui les ont contestés ou même argués de faux. Ces statistiques pourraient être invoquées encore, si le choléra avait un développement successif et régulier ; mais personne n'ignore la bizarrerie de sa marche. On le voit tour à tour avancer, rétrograder, aller à droite,

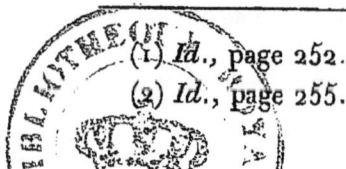

(1) Id., page 252.
(2) Id., page 255.

gagner à gauche; en un mot, sauter d'un endroit à un autre dans toutes les directions, et laissant toujours sur sa route des lieux sains ; ce qui ne devrait pas être, car enfin, s'il va contagier une ville éloignée, pourquoi ne le ferait-il pas de celles qu'il est préalablement obligé de traverser ?

Et puis, qui ne sait que la manière d'interpréter les faits les rend merveilleusement propres à militer pour ou contre une doctrine. Ainsi, par exemple, lorsque les professeurs Rœsch et Dubreuil prétendent que le choléra fut introduit dans le chef-lieu du département de l'Hérault par une compagnie du 26me de ligne, qui, ayant eu à Cette trois soldats atteints, en eut plusieurs autres un mois plus tard à Montpellier, on peut leur répliquer qu'ils n'allèguent aucune preuve à l'appui de leur opinion, et qu'il est plus naturel d'admettre que les militaires du 26me, après s'être trouvés à Cette sous l'influence de la cause qui détermine le choléra, s'y trouvèrent de nouveau à Montpellier. De même, lorsque la Société académique de médecine de Marseille s'étaie de la manière dont le choléra s'est développé et répandu dans la commune des Pennes-les-Martigues, pour établir que l'épidémie de 1837 se propage d'abord par importation, puis par contagion (1), on peut lui objecter que de

---

(1) Rapport présenté le 16 septembre dernier à M. le Préfet des Bouches-du-Rhône, sur l'épidémie qui ravage en ce moment le midi de la France, par la Société académique de médecine de Marseille.

ce que parmi les personnes qui ont assisté Anne Martin, pendant la maladie dont elle est morte, trois ont successivement péri, il ne suit pas que la reproduction du choléra dans ce cas ait été due à la transmission par contact médiat ou immédiat d'un principe morbifique. En effet, outre qu'il existe des milliers d'observations qui prouvent qu'on a impunément soigné des cholériques, je ferai remarquer que la femme Martin, qui n'était qu'une simple blanchisseuse, et qui probablement était logée comme la plupart des gens de cette profession, a pu se trouver dans des conditions telles qu'il fut presque impossible que les miasmes et les émanations qui se dégageaient, soit de son corps, soit de ses déjections, ne transformassent pas promptement l'air de sa chambre en un foyer puissant d'infection. Or, s'il en a été ainsi, et cela est très-vraisemblable, que deviennent les inductions qu'on a tirées du voyage de cette femme à Marseille et de la maladie qu'elle en a rapportée?

Une circonstance, qu'il importe de noter également, c'est que le choléra commence par des cas épars, et le plus souvent sur des sujets qui n'ont eu entre eux aucun rapport médiat ou immédiat. A Bordeaux, le premier individu qui en ressentit les atteintes, fut un marinier qui, après avoir fait un souper copieux et indigeste, s'était endormi dans son bateau, et avait passé la nuit à la belle-étoile. Le second fut un jardinier. Ces deux malades demeuraient très-loin l'un de

l'autre, et ne s'étaient jamais vus. J'ajouterai qu'à cette
époque il n'y avait pas un cholérique dans les départements limitrophes. A Marseille, la première épidémie commença par deux personnes qui logeaient ensemble. Quelques jours plus tard, un courtier de
commerce, un juge au tribunal, appartenant à des
quartiers différents, succombèrent à ses attaques. A
Toulon, un marin, venant on ne sait d'où, mourut
cholérique le 21 juin ; le surlendemain, un forçat du
bagne, un gendarme à l'arsenal, une femme en ville,
furent frappés aussi mortellement, et l'on ne put constater aucune communication entre ces trois personnes.
Il en fut de même à Monfrin, à St-Gilles, à Aix, et
dans une foule d'autres localités.

Rien ne prouve, je le répète, l'importation du
choléra. On a beau nous dire qu'il est venu de l'Inde
et qu'on a pu le suivre, en quelque sorte, étape par
étape ; je défie qu'on me cite un seul endroit où son
introduction n'ait pas été contestée et ne puisse pas
même être victorieusement réfutée. Remarquez,
d'ailleurs, qu'on ne saurait s'empêcher de m'accorder
qu'il a la faculté de se développer spontanément. C'est
très-certainement de cette manière qu'il est né dans
le Delta du Gange, réputé son foyer primitif. Or,
s'il s'est manifesté là sans le secours de l'importation,
pourquoi n'en aurait-il pas été de même pour les
autres pays ? C'était bien une épidémie de choléra
spasmodique que celle qui régna en 1643, et dont

Germain Vander Heyden nous a conservé l'histoire (1).
Cependant, on ne songea nullement alors à le faire
venir de l'Asie ; son origine locale fut admise sans difficulté.

Si l'importation du choléra se trouve contredite par
les raisonnements et par les faits, sa transmission par le
contact doit l'être également ; car, comme je l'ai dit
déjà, l'une suppose l'autre et en est la conséquence
nécessaire. Au reste, si l'on a pu croire pendant un
temps à la réalité de ce mode de propagation, aujour-
d'hui cela n'est plus permis. Réfléchissez à la multi-
tude des personnes qui ont vu et touché des cholériques impunément : les médecins, les infirmiers, les
sœurs de charité, ont prodigué leurs soins aux malheureux atteints de l'épidémie par-tout où elle a régné
et n'en ont pour la plupart rien éprouvé. A Moscow,
le docteur Jachnichen s'inocule du sang d'un cholérique, et plus tard la matière rejetée par le vomisse-
ment. En Pologne, le docteur Foy répète les mêmes
tentatives d'inoculation et goûte les matières vomies.
A l'hôpital d'Alost, en Belgique, un médecin se cou-
che dans le lit d'un homme qui venait de mourir du
choléra, un infirmier s'y met après lui. A Marseille,
un frotteur suce la piqûre d'une veine et avale le sang

(8) Germain Vander Heyden, discours et advis sur les flux de
ventre douloureux, sur le trousse-galant, dict. choléra-morbus, etc.,
Gand, 1643, in-8°.

qu'il aspire. Aucun de ces courageux expérimentateurs n'a été atteint de la maladie. J'ai moi-même pratiqué trois autopsies dans un hôpital temporaire dont je fus chargé en chef en 1832 ; ma santé n'en fut pas un instant altérée.

Il n'y a rien, selon moi, qui puisse infirmer de pareils faits : vainement objectera-t-on que les individus dont j'argue ici n'étaient pas prédisposés, et que c'est pour cela qu'ils n'ont pas eu le choléra ; il est impossible que, parmi tant d'hommes et de femmes qui ont été exposés à la contagion, il ne s'en soit pas trouvé beaucoup qui fussent aptes à en recevoir le germe. L'expérience nous apprend que les personnes qui ont l'heureux privilége de ne pas contracter telle ou telle affection contagieuse, sont toujours en très-petit nombre. On ne peut donc exciper d'un défaut de prédisposition pour expliquer les cas nombreux de non-contagion que j'ai cités, ce serait faire la règle de l'exception, et par conséquent agir d'une manière fort peu logique. Dira-t-on encore qu'il est d'observation que, lorsque la maladie se déclare dans une maison, elle ne se borne presque jamais à n'affecter qu'un seul individu, et qu'il n'en serait pas ainsi si elle n'était pas contagieuse ? D'abord je conteste le fait ou du moins sa fréquence pour les habitations vastes, bien aérées et situées dans un lieu salubre. Quant à celles qui sont basses, humides, mal percées, ou qui ne contiennent que de petits appartements, on ne saurait nier que l'épidémie s'y propage souvent avec une effrayante rapidité, une fois qu'elle y a pénétré. Mais loin d'attribuer cet incident à la transmission d'un germe morbifique par le contact, je n'y vois que le résultat de la viciation de l'air par des miasmes qui se dégagent du corps des cholériques et de leurs déjections. Une preuve que ce n'est point parce qu'on les touche, mais bien parce qu'on respire l'air qui les entoure qu'ils communiquent alors la maladie, c'est que ces mêmes cholériques, placés dans des locaux plus grands et mieux disposés, peuvent être soignés et le sont même toujours sans danger. M. Piorry s'est assuré, par des expériences bien faites, que l'encombrement, l'étroitesse des logements sont une cause puissante de propagation du choléra. Cette circonstance a été signalée plus tard par MM. Dubreuil et Rœsch; elle l'avait été déjà en Russie et dans tous les pays où le choléra a régné. Quand elle ne l'aurait pas été, on aurait pu l'admettre à *priori* et par analogie, car on sait depuis long-temps que la plupart des épidémies ne font jamais plus de ravages que dans les établissements peu espacés et non ventilés, dans les maisons étroites et continuellement remplies par les servants, les amis, les parents du patient, en un mot, là où l'air ne se renouvelle qu'imparfaitement, et où beaucoup d'hommes se trouvent rassemblés.

Dès le moment que le choléra n'est communicable, ni par le contact des malades, ni par celui des objets contaminés, il faut en chercher la cause ailleurs ; et pour cela je commencerai par rappeler qu'on l'a successivement attribué : à la saturation de l'air par des molécules de cuivre (Cagnard et Latour), à la présence du même métal dans la viande qui sert de nourriture (Chevreuil), à des insectes (Limouzin-Lamothe en 1832, Vialle et Capello en 1836), à des brouillards qui se forment dans l'atmosphère (Blampignon, de Mery sur Seine), à un fluide tellurique, à la prédominance de l'électricité négative ou résineuse, aux variations brusques de l'atmosphère, au vent de nord-est, aux passions, aux boissons, aux professions, etc.

Toutes ces opinions, selon moi, doivent être rejetées : les unes ne sont que des hypothèses où l'invraisemblance ne le cède qu'à la singularité ; les autres moins déraisonnables sans doute ne reposent sur aucun fondement solide. En effet, les boissons, les professions, les passions, l'électricité, les variations brusques de l'atmosphère, ne peuvent être considérées que comme des causes prédisposantes ou occasionelles qui, de l'aveu de la grande majorité des praticiens, seraient toujours incapables de produire à elles seules le choléra.

Cette affection terrible, quoiqu'on en dise, ne se développe et ne se propage que par l'intermédiaire de l'air ambiant. C'est là son unique et véritable étiologie. C'est dans l'air que réside la cause qui la détermine. Mais il vaut mieux avouer franchement que nous ignorons la nature de cette cause , que de prétendre qu'elle consiste dans les principes morbifiques que les professeurs Dubreuil et Rœsch appellent *semina* (1).

D'après ces Messieurs , comme on sait , le choléra produit les semina , et ceux-ci le produisent ensuite , ce qui se réduit à dire que les semina sont d'abord effet, puis cause de leur propre cause. Mais, si le premier cas de choléra qui se déclare dans un pays préexiste aux semina, il est clair qu'il dépend d'une autre cause; et, si cette dernière donne lieu alors à la maladie, pourquoi ne l'occasionerait-elle pas plus tard ? Cette argumentation est simple, naturelle, rien n'est plus gratuit, au contraire , que de supposer deux ordres de causalité , l'un pour le premier cas , l'autre pour les suivants.

La cause du choléra restera probablement toujours inconnue; ce dont nous sommes sûrs seulement, c'est qu'elle a l'air pour véhicule. Que, si l'on m'objecte que ce dernier a été analysé avec le plus grand soin à Paris, lors de l'épidémie, et qu'on n'y a trouvé, comme par le passé, que de l'azote et de l'oxigène , je répliquerai que, de ce qu'un agent morbifique échappe à nos moyens d'investigations , on n'est nullement en droit d'établir qu'il n'existe pas. Personne ne doute aujourd'hui que les vapeurs qui se dégagent des eaux

(1) Rapport sur le choléra-morbus qui a régné dans le midi de la France, en 1835, page 245.

stagnantes ne soient la cause la plus commune et la plus efficace des fièvres intermittentes. Eh bien! les chimistes les plus habiles n'ont découvert aucun changement notable dans l'air des marais, quelquefois même il leur a paru plus oxigéné que celui des lieux les plus salubres. Faut-il conclure de là que les vapeurs dont il s'agit ici n'y sont pas contenues ? Non, certes : il en est des exhalaisons marécageuses et de la cause du choléra comme du calorique : ce sont des principes matériels, insaisissables, mais dont les effets ne permettent pas de contester la réalité.

Quant à cette autre objection qu'on pourrait faire, *que, puisque l'air est le véhicule de la cause du choléra, celle-ci doit être susceptible d'importation,* je rappellerai qu'une atmosphère chargée d'effluves, d'émanations putrides, ou de miasmes, les voit toujours, par le fait seul de son mouvement, se disséminer, se raréfier, et perdre leur propriété morbifique. C'est pour cela que les épidémies de fièvres intermittentes, au lieu de parcourir les provinces, les royaumes, restent confinées dans les pays marécageux ; c'est pour cela que le véritable typhus ne se manifeste et ne se propage que là où il y a encombrement et saturation de l'air par des miasmes délétéres ; c'est pour cela enfin que je ne crois pas aux *courants cholérigénes* de M. Audouart. Ces courants, s'ils existaient, subiraient la loi commune aux causes des autres épidémies ; ils perdraient promptement leur virulence et deviendraient d'une innocuité parfaite à une très-courte distance de leur point de départ : ce n'est là qu'une hypothèse que les faits infirment, que le raisonnement repousse, et à tout prendre il est bien préférable d'attribuer au choléra une origine spontanée et purement locale. Cette opinion, que j'ai déja fait pressentir plusieurs fois dans le cours de cette discussion, me paraît démontrée, non-seulement par l'épidémie dont Germain Vander Heyden nous a conservé l'histoire, mais par des milliers de faits qu'on a publiés depuis quatre ou cinq ans, et notamment par celui-ci : la ville d'Aiguillon, située entre le Lot et la Garonne, au confluent de ces deux rivières, eut, au commencement de juin 1835, ses environs dévastés par l'une des plus terribles inondations qu'on ait vues dans ce pays ; quelques jours après, le choléra s'y déclara : neuf individus furent successivement atteints, et la maladie en resta là. Neuf cas, c'est bien peu sans doute, mais ils furent presque tous mortels, et puis il ne s'agit actuellement que de la cause qui les avait produits. Or, je soutiens qu'elle ne pouvait être que locale; car, outre qu'à cette époque il n'y avait pas un cholérique à cent lieues à la ronde, il n'est pas probable que la maladie se fut bornée à n'affecter que neuf personnes, si elle avait dépendu d'une cause générale et importée. Les faits de ce genre ne sauraient être contre-balancés, ni par quelques cas épars connus depuis long-temps, ni par celui tout récent du château de Saint-Lambert (1), qui, d'ailleurs, manque de détails, et peut être expliqué, soit par une simple coïncidence d'événements, soit par le développement d'un foyer d'infection (2) dans la métairie où vraisemblablement le voiturier venu de Marseille avait été relégué.

---

(1) « Le 23 août dernier, disent les auteurs du rapport qui vient d'être présenté au préfet des Bouches-du-Rhône, des réfugiés Marseillais arrivent au château de St.-Lambert, situé dans la montagne et environné de bois. Le conducteur est pris le même jour du choléra et meurt ; cinq individus habitant la métairie de ce château, jouissant la veille de la santé la plus florissante, sont immédiatement atteints et succombent.» Ce fait, comme on voit, laisse beaucoup à désirer sous le rapport des détails. Mais de deux choses l'une : où les habitants de la métairie n'ont été frappés que successivement, et un ou plusieurs jours après l'arrivée du conducteur, ou ils l'ont été le jour même. Dans le premier cas, ce fait rentrerait dans la catégorie de celui de la femme Martin (voyez page 11), et n'aurait rien de contraire à la théorie de l'infection ; dans le second, j'aimerais autant croire à une coïncidence fortuite qu'à l'importation : on a vu si souvent le choléra se développer dans un pays sans qu'on ait pu constater ou même soupçonner qu'il y eût été apporté, que je ne ferai aucune difficulté d'admettre que les métayers étaient déjà sous l'influence de la cause du choléra, et qu'ils l'auraient eu sans l'arrivée de la voiture de Marseille. Ce n'est là, j'en conviens, qu'une supposition, mais les auteurs du rapport ne nous donnent pas autre chose qu'une supposition ; et à tout prendre, si la mienne répugne à quelques personnes, il s'en trouvera en égal nombre au moins qui auront de la peine à concevoir qu'un agent virulent, assez énergique pour frapper à l'instant même six individus, ait respecté les maîtres du château et les réfugiés qui y avaient cherché un asyle.

(2) Mais, dira-t-on, l'infection n'est en réalité qu'un mode de propagation de certaines maladies, c'est-à-dire un mode particu-

J'avais déjà mis hors de doute que la cause qui nous occupe réside dans l'air, qu'elle n'agit que par le moyen de l'air ; on ne saurait me refuser maintenant qu'elle est spontanée et toute locale. Le choléra n'étant donc ni importé ni susceptible de se communiquer par le contact, il y a lieu, quant à lui, de modifier notre législation sanitaire, c'est-à-dire qu'il faudra en retrancher *la séquestration des malades et des objets contaminés.*

Les cordons sanitaires, au point de vue de l'isolement, sont à-peu-près illusoires, puisqu'il est avéré que des milliers de maraudeurs et de contrebandiers les violent continuellement, quelles que soient la surveillance qu'on y apporte et la rigueur des lois. Presque toujours, en outre, ils ont eu les plus déplorables résultats : que de fois n'ont-ils pas été une cause de ruine et d'effrayante mortalité ! Qui ne se souvient de ces villes malheureuses qui, cernées de toutes parts et livrées aux angoisses de la peur et du désespoir, ont

---

lier de contagion. Oui, sans doute; mais, je le répète, ce mode de contagion diffère essentiellement de celui qui a lieu par inoculation ou par le toucher, et exige des moyens préventifs très-différents. Voilà pourquoi il importe beaucoup de ne pas les confondre; voilà pourquoi M. Audouart et la société académique de médecine de Marseille ont tort de s'élever contre cette distinction: c'est parce que les gouvernements ne l'ont pas faite jusqu'ici, que nous n'avons pas encore une bonne législation sanitaire.

vu périr successivement la presque totalité de leurs habitants ! En réfléchissant à de pareils faits, on a vraiment peine à concevoir que des mesures préventives si désastreuses n'aient pas été délaissées depuis longtemps. S'il y avait à en prendre une de ce genre, ce serait plutôt pour empêcher les communications de l'extérieur à l'intérieur, que pour mettre obstacle à l'éloignement des malades des lieux infectés; car, dès le moment que ces malades hors du foyer de l'épidémie sont d'une innocuité parfaite pour ceux qui les assistent, il y aurait de l'inhumanité à les forcer à y rester.

On pourrait, à la rigueur, se passer des lazarets comme des cordons. Cependant ils sont loin d'avoir les mêmes inconvénients, et, dans tous les cas, il serait préférable d'y renfermer les personnes venant d'un pays suspect que de les laisser en quarantaine sur les vaisseaux qui les ont portées. Dans les lazarets, en effet, il y a de l'air, de l'espace, des appartements vastes et salubres ; dans un navire, au contraire, rien de tout cela n'existe, et pour peu qu'il y ait de malades à bord on évitera très-difficilement que les causes et les accidens de l'encombrement ne s'y développent.

La police sanitaire relative au choléra devrait, selon moi, consister principalement dans l'assainissement des lieux infectés ou menacés de l'être.

Ainsi, pour ce qui concerne les villes, les villages

et les bourgs, il sera du devoir d'une sage administra-
tion de faire disparaître les causes qui peuvent y favoriser le développement ou la propagation de l'épidémie. On nettoiera les égoûts, on enlèvera les amas de
matières putrescibles, on fera enterrer soigneusement
et profondément les cadavres. S'il y a des marais
dans les environs, on y pratiquera des saignées ou des
dessèchements.

Les habitations particulières et les établissements
publics seront maintenus ou rétablis dans un état de
salubrité convenable, en lavant à grande eau, en mul-
tipliant les courants d'air, en pratiquant des fumigations, en blanchissant les murailles, en ne laissant
pas séjourner dans les cours et dans les rez-de-chaus-
sée les eaux de vaisselle ou tout autre chose susceptible de donner une mauvaise odeur, etc.

Il sera essentiel également de chercher à relever
le courage des populations : de la part des magistrats,
par des paroles de consolation, une grande vigilance,
des distributions bien entendues de secours et de travail ; de la part des médecins, par beaucoup de zèle,
un dévoûment à tout épreuve, et de ces expériences
hardies, qui, en même temps qu'elles réhaussent la
dignité de l'art, exercent sur le vulgaire une puissante
influence. Mais on se gardera de publier chaque jour
le relevé des morts et des nouveaux cas : personne ne
croit à l'exactitude du chiffre donné, et en définitive
ces sortes de publications n'ont d'autre effet que d'aug-

menter l'épouvante et d'activer les progrès de l'épidémie.

Une chose encore qu'on ne saurait trop conseiller,
c'est de placer dans des hôpitaux vastes et salubres,
les malades pauvres ou dont la demeure est malsaine.

Il n'a été demontré nulle part que le choléra ait été
transporté d'une contrée dans une autre par la voie du
commerce maritime. Toutefois il sera bon de veiller à
ce que les armateurs et les capitaines entretiennent la
plus grande propreté dans les navires, y établissent
toute la ventilation possible et les munissent de boissons et d'aliments de bonne qualité. Il faudra aussi
qu'ils les assainissent dans le cas de maladie, en les dé-
chargeant, en changeant le lest, en enlevant le bor-
dage où se logent les insectes (1), en en grattant tout
l'intérieur, en le lavant à grande eau, et en le lessi-
vant ensuite avec une solution de chlorure de chaux,
ou, à défaut de cet agent, avec une eau de chaux vive
bien saturée.

---

(1) On a observé, depuis long-temps, que les ravets et craclus
(*blatta américana*), qui se tiennent dans ces bordages, occasionent une odeur très-désagréable, ce qui ne peut qu'ajouter aux
causes déjà existantes d'infection.

CHAPITRE II.

DU MODE

DE PROPAGATION DU TYPHUS,

DE LA FIÈVRE JAUNE ET DE LA PESTE.

Les maladies épidémiques, réputées contagieuses, diffèrent généralement entre elles par leurs symptômes, par leurs caractères anatomiques, etc., mais elles présentent une assez grande similitude sous le rapport de leur mode de propagation. Toutes, en effet, commencent par des cas épars et se répandent ensuite plus ou moins rapidement dans les villes et dans les campagnes; toutes s'accompagnent d'une effrayante mortalité à leur début; toutes sont influencées par les saisons et n'attaquent que les sujets prédisposés à les contracter; toutes enfin s'aggravent par l'encombrement et l'oubli des règles de l'hygiène publique. Aussi pourrait-on déjà établir *à priori* et par analogie qu'il y a lieu de modifier notre législation sanitaire pour celles dont je n'ai pas parlé encore, comme pour le choléra; mais je réussirai, j'espère, à le prouver d'une manière plus satisfaisante et plus rigoureuse.

DU MODE DE PROPAGATION DU TYPHUS.

Et d'abord pour ce qui concerne le typhus, je ne crains pas d'avancer qu'il n'est communicable, ni par contagion, ni par infection, lorsqu'à la circonstance de son développement ne se joint pas celle de l'encombrement. La plupart des médecins qui furent attachés à l'armée sous l'empire, sont là pour attester si cet état morbide s'est jamais transmis par le contact ou par le moyen de l'atmosphère, toutes les fois que, survenu chez nos soldats à la suite de chagrins prolongés, de marches forcées, d'une mauvaise alimentation, etc., les malades restaient en plein air, ou étaient logés dans des maisons saines et bien tenues. Quant à ces épidémies vraiment effrayantes qui firent tant de ravages en 1813 et en 1814, soit en Allemagne, soit en France, je les ai vues, je les ai observées : elles ne militent pas plus en faveur de l'hypothèse que je combats que le cas précédent. Lorsqu'un blessé bien portant, du reste, entrait dans un hôpital où était le typhus, il n'y contractait pas cette affection, parce qu'il touchait les vêtements ou le corps de ses camarades, mais bien parce qu'il respirait un air infect. Une preuve de cela, c'est que les chirurgiens militaires, qui, après avoir fait leur service, avaient soin de quitter le foyer de l'épidémie pour aller dans un milieu plus pur et plus salubre, pansaient tous les jours les plaies et les vésicatoires de nos malheureux guerriers, sans qu'il en résultât rien de fâcheux pour leur santé. Une preuve plus claire encore de cette assertion, c'est que ces mêmes malades qui passaient pour être des foyers directs de contagion dans l'hôpital, sortis de là et placés isolément dans de lieux sains, devenaient d'une innocuité parfaite pour les assistants.

DU MODE DE PROPAGATION DE LA FIÈVRE JAUNE.

La fièvre jaune, sur laquelle on s'est tant appuyé de nos jours pour défendre notre système sanitaire, n'est pas plus communicable par contact que le typhus d'Europe. Nathaniel Pother, Devèze, Dariste, et sur-tout M. Chervin, ont mis cette vérité hors de doute. On est tellement persuadé aux États-Unis d'Amérique que la fièvre jaune n'est pas contagieuse que chaque fois qu'elle se déclare dans une ville, on se hâte d'en faire sortir les habitants, et cette mesure seule suffit pour en arrêter le cours. Lorsque ce fléau terrible dévasta la capitale de la Catalogne, il présenta les mêmes caractères que dans le Nouveau-Monde. Pour prouver d'ailleurs que cette affection ne fut pas contagieuse, il ne faut que citer le texte du rapport des médecins français chargés de l'observer : Ces Messieurs, disent positivement, en effet, que son intensité diminua aussitôt que l'émigration eut été permise; ils affirment, en outre, qu'une fois sortis de la ville, les malheureux pestiférés pouvaient être soignés sans danger pour la santé des assistants. Or, je le demande, si la maladie avait été virulente, aurait-elle perdu si vite la propriété de se transmettre par le contact ? N'est-il pas évident, au contraire, que, si elle exerça de si grands ravages au-dedans, ce fut uniquement parce que l'air qu'on y respirait portait avec lui des germes de mort ? Étrange manière de raisonner que celle qui se réduit implicitement à l'argumentation suivante : la fièvre jaune, transmissible par contact dans Barcelonne, cessait de l'être hors de cette cité populeuse, et pouvait de nouveau devenir telle, suivant que l'individu qui en était atteint, faisait le voyage de la ville à la campagne, et de la campagne à la ville !

J'en resterais là, que j'aurais prouvé que la fièvre jaune n'est pas contagieuse dans le sens qu'on doit attacher à cette expression. Mais il existe des faits plus concluants encore : on a couché avec les malades; on s'est servi de leurs vêtements ; on a avalé la matière noire des vomissements; tous les moyens de contagion, en un mot, ont été tentés par des médecins d'une véracité reconnue, sans que, pour cela, la maladie ait jamais été communiquée (1); donc, elle n'est pas trans-

---

(1) Tout le monde connaît les expériences courageuses des *Potter*, des *Fsirth*, des *Parker*, des *Cabanellas*, des *Lavallée*, des *Chervin*, etc. Mais le praticien qui a été le plus loin, celui qui, comme

missible par le contact ; donc , lors même qu'elle sévit avec le plus d'intensité , elle n'est susceptible de
se propager que par infection.

DU MODE DE PROPAGATION DE LA PESTE.

Quoique la peste soit connue depuis un temps im-
mémorial , nous n'en sommes pas mieux fixés sur la
nature de l'agent qui la détermine. Presque tous les
auteurs la regardent , il est vrai , comme l'affection la
plus éminemment contagieuse qui ait affligé l'espèce
humaine ; mais, lorsqu'on soumet à une discussion sévère les faits sur lesquels repose cette manière de voir,
on ne tarde pas à se convaincre qu'ils ne sont pas
péremptoires. Bien plus , il n'existe peut-être pas
une histoire du typhus d'Orient , d'où l'on ne puisse
inférer que l'air est au moins le plus puissant moyen
de propagation de cette maladie : la peste de Syra-
cuse , qui fit périr toute l'armée carthaginoise et
une grande partie de l'armée romaine , dut évidemment son origine à la chaleur insupportable de la
saison dans laquelle on était, et à l'insalubrité des

---

le dit M. *Lefort,* a atteint les dernières bornes de l'audace et du
dévoûment, c'est M. Guyou , chirurgien-major du 1er bataillon de
la Martinique : ce jeune et généreux médecin s'est inoculé la matière noire; il l'a avalée ; il a revêtu la chemise d'un homme qui
venait d'expirer, il a, en un mot, essayé sur sa personne toutes les
voies de contagion , tous les modes de contact et d'inoculation possibles, sans que sa santé en ait paru altérée un seul instant.

lieux (1). Celle dont les Gaulois, qui étaient venus
camper sous les murs du Capitole, furent victimes, re-
connaissait une cause analogue (2). La maladie af-
freuse qui, dans le 14ᵐᵉ siècle, menaça de dépeupler
l'Europe, se manifesta, dit-on, en Asie, et parcou-
rut la plus grande partie du globe; mais, outre que le
fait de son importation n'est pas prouvé, si l'on con-
sulte les écrivains qui ont parlé de ce temps malheureux, on verra que tous les pays où elle fut observée
présentaient un concours de circonstances locales, telles, que son développement spontané n'a rien qui
doive nous surprendre : l'abandon de l'agriculture,
la malpropreté des villes, la dissolution des mœurs
portée à son comble, les guerres que se faisaient les
princes d'alors, par-dessus tout une famine épouvan-
table et générale, voilà, sans contredit, des causes
plus probables du fléau destructeur qui ravagea le
monde à cette époque, que l'importation d'un germe
morbifique. Mais au lieu de nous arrêter à des relations écrites en général par des personnes étrangères
à la médecine, et qui sont d'ailleurs trop incomplètes
pour qu'on puisse en tirer quelque conséquence,
passons à l'examen d'événements plus rapprochés de
nous; voyons si la fameuse épidémie de Marseille dut à

---

(1) Tite-Live, livre 25, chap. 29.
(2) *Id.* livre 5, chap, 48.

la contagion les progrès effrayants qu'elle fit. Pour moi, je suis d'autant plus éloigné de la considérer comme un exemple de l'extrême activité d'un virus, qu'il n'est pas démontré qu'elle ait été importée. Suivant Deidier, en effet, il y avait déjà des pestiférés dans la ville, près de six semaines avant l'arrivée du navire du capitaine Chataud. Mais ce qui prouve, sans réplique, que l'activité d'un prétendu germe, apporté de Syrie, n'entra pour rien dans la propagation du mal, et que l'oubli de toute police sanitaire (1), et la terreur qui s'empare si facilement des esprits dans les grandes calamités publiques, en furent les causes principales, c'est que les médecins de Montpellier, que le régent envoya, s'exposèrent impunément à tous les genres de contagion. « Ils approchent de sang froid les malades, sans répugnance et sans précaution, dit le *Mémorial de l'Hôtel-de-Ville* ; on les voit s'asseoir sur leurs lits, toucher leurs tumeurs et leurs plaies, y rester le temps nécessaire pour s'instruire de leur état, et voir opérer les chirurgiens. Dans les hôpitaux, dans les maisons, dans

---

(1) Il est prouvé que durant le fort de la maladie, les rues de Marseille furent constamment remplies de cadavres humains et de cadavres d'animaux, indépendamment de quantités énormes de matelas, de hardes de toute espèce, qu'on y avait jetés, et qui souillés d'immondices et d'excréments, répandaient une odeur insupportable.

les places publiques , ils se montrent par-tout les mêmes. On croirait qu'ils sont invulnérables, et, comme
des anges tutélaires envoyés de Dieu, ils refusent l'ar-
gent même des riches, et ne reçoivent que des béné-
dictions. Ces médecins étaient Chicoyneau, Deidier,
et Vernier. »

La peste de Moscow ne milite pas plus en faveur de
l'hypothèse de la *transmissibilité* par contact du
typhus d'Orient, que celles dont j'ai déjà parlé. D'a-
bord , la plus grande obscurité règne sur son origine,
et rien ne justifie l'opinion de Mertens qui la fait venir
de la Valachie et de la Moldavie ; en second lieu , la
marche qu'elle prit, fut celle des maladies qui se développent et se propagent par infection. Si l'on réflé-
chit , en effet , 1° qu'elle commença en novembre
1770 , et cessa totalement en hiver pour reparaître
au mois de mars suivant ; 2° qu'elle ne parvint à son
summum d'intensité qu'au mois d'août ; 3° qu'elle
disparut définitivement après le retour du froid; 4°
qu'elle, n'exerça ses ravages que parmi le peuple et
dans la classe la plus indigente , puisqu'au milieu de
l'effrayante mortalité qui eut lieu, il ne périt que trois
nobles et très-peu de citoyens distingués , on m'ac-
cordera sans peine qu'elle se comporta comme les affections dont la cause est incontestablement répandue
dans l'atmosphère. Remarquez, en outre, que , dans
cette épidémie , ainsi que dans celles de Nimégue et
de Marseille, il y eut beaucoup de cas qu'on attribua

exclusivement à l'influence de la peur , par l'impossibilité où l'on se trouva de leur assigner un mode quelconque de transmission. Ces sortes de cas , à mon avis , dépendaient tout autant de la respiration d'un air impur que des effets d'une vive frayeur, mais le toucher n'avait pas été nécessaire à leur production, et, dès-lors , il demeure prouvé que , dans certaines circonstances, au moins, la peste de Moscow se manifestait d'une autre manière que par contagion.

Les affections typhoïdes qui s'observent sur les bords du Nil et du Bosphore, ne présentent pas d'autres caractères que les précédentes. Seulement , le fait de la transmission par le moyen de l'air , est, en quelque sorte , mieux prouvé pour elles que pour les autres : personne n'ignore, en effet, que la peste se déclare en été à Constantinople, parce que la chaleur y est humide, et cesse en hiver parce que le froid y est rigoureux. En Egypte , au contraire , l'hiver la fomente , parce qu'il est humide et doux : l'été la détruit, parce qu'il est chaud et sec (1). Tous les savants , qui ont

---

(1) Volney, voyage en Egypte et en Syrie. — Le fait que Volney signale était connu bien long-temps avant lui, et il est facile d'en donner une explication plausible : la chaleur humide est la cause la plus puissante du dégagement des effluves et des miasmes; elle leur donne une activité plus grande et favorise particulièrement leur action sur l'économie. — Une chaleur vive et sèche donne lieu, également, si l'on veut , au dégagement des émanations ci-dessus, mais elle les réduit à un état de raréfaction tel , qu'elles s'élèvent à une hauteur considérable dans l'atmosphère , et n'ont, à cause de

voyagé dans cette partie de l'Afrique, depuis Hérodote jusqu'à nos jours , s'accordent à reconnaître qu'elle est le berceau des miasmes pestilentiels ; tous disent que le développement de la peste y coïncide constamment avec le desséchement des canaux du Nil. M. Larrey, qui donne au climat de ce pays quatre saisons constitutionnelles, assure que celle qui règne vers l'équinoxe du printemps et finit à l'entrée de juin, est la plus pernicieuse à la santé des habitants, et sur-tout des étrangers. Cela tient, selon lui , à des vents très-violents et très-chauds, qui soufflent alors pendant une cinquantaine de jours , et se chargent des émanations qui s'exhalent des cimetières qui ont été atteints par l'inondation , et de la surface des lacs formés par la retraite du Nil (1). Fodéré , se fondant sur les mêmes circonstances, ne balance pas à établir que la peste se manifeste spontanément dans la Basse-Egypte (2). Il est vrai qu'il ajoute qu'elle n'est et n'a été produite , de cette manière, nulle part que là ; mais si elle est sus-

cela, que peu point d'action sur le corps de l'homme. — Quand il règne un froid sec , il n'y a de dégagement miasmatique d'aucune espèce. On conçoit sans peine dès-lors pourquoi la première de ces trois constitutions de l'air fait naître la peste sur les bords du Nil et du Bosphore, tandis que les deux dernières y mettent un terme ou l'empêchent de se développer.

(1) Larrey, description de l'Egypte, ou recueil d'observations, etc, 14ᵐᵉ mémoire , Paris 1812.

(2) Dictionnaire des sciences médicales, tome 41, page 107.

ceptible de naître sans contagion préalable dans une contrée, pourquoi ne jouirait-elle pas de cette propriété ailleurs? Une preuve que la maladie qui nous occupe ne se communique que par infection, et qu'on ne la contracte pas lorsqu'on ne va pas la puiser dans son foyer d'activité, c'est que Pugnet, qui a eu occasion de l'observer à Damiette, assure qu'elle resta confinée dans la ville, malgré les nombreuses communications que les habitants avaient avec ceux des lieux circonvoisins (1). On peut objecter à cela, je le sais, que M. Estiennes, chirurgien-major de l'hôpital de la marine, à Alexandrie, pense que la peste, qui a régné dans cette ville en 1834 et en 1835, était éminemment contagieuse. Mais le mémoire qu'il a publié (2), à ce sujet, ne contient rien de neuf et surtout de positif. Ce médecin paraît avoir pris, au pied de la lettre, tout ce que l'imagination sombre et poétique des orientaux a enfanté de merveilleux et de terrible sur la contagion de la peste. Nous savions déjà, grace à M. Pariset : — qu'un homme, en état de quarantaine, reçut une lettre, l'ouvrit, et mourut dans la soirée ; — qu'un négociant, séquestré aussi, mourut

---

(1) Pugnet, mémoires sur les fièvres de mauvais caractère du Levant et des Antilles, etc. Paris 1804.

(2) Mémoire sur la peste observée à Alexandrie vers la fin de l'année 1834 et pendant le premier mois de 1835 (journal des connaissances médico-chirurgicales, 1837, n° de février, p. 55.)

avec toute sa famille , pour avoir pris des papiers de
la main d'un Turc; — que vingt-cinq individus, ayant
successivement revêtu les vêtements d'un pestiféré ,
périrent ; — que six hommes , qui avaient mis la cra-
vate d'un pestiféré , eurent un pareil sort; — que sept
enfants, qui avaient simplement joué sur la défroque
d'un pestiféré , succombèrent , etc. — M. Estiennes
nous apprend aujourd'hui que , dans un couvent de
St-Jean-d'Acre , où la peste avait pénétré quatre ans
auparavant, et qui en était exempt depuis lors, le su-
périeur contracta cette affection, parce qu'ayant voulu
retirer lui-même des coffres les archives qu'on y avait
renfermées , il commit l'imprudence de les saisir avec
les mains. S'il faut l'en croire également, une momie,
qu'on débarrassa de ses enveloppes à Livourne, donna
la peste à celui qui avait été chargé de cette opération.
— Il n'y a , malheureusement dans tout cela , qu'un
petit inconvénient ; c'est que, ni M. Pariset, ni M. Estiennes n'ont vu les choses extraordinaires qu'ils racontent ; que les personnes qui les leur ont commu-
niquées n'en avaient pas été témoins oculaires , et que,
selon toutes les apparences , s'ils avaient poussé plus
loin leurs recherches, ils seraient arrivés au même résultat que M. Assalini (1), qui, comme on sait, af-
firme qu'il n'a trouvé aucun employé dans les lazarets

(1) Assalini , observations sur la maladie appelée peste , etc. ,
page 63.

de Marseille , de Toulon, de Gênes, de la Spezzia , de Livourne et de Malte , qui pût certifier *de visú* que quelqu'un eût été atteint de la peste par suite de l'ouverture d'une lettre , de balles de coton , ou d'autres objets venant des lieux où cette maladie régnait.

Je ferai remarquer, au surplus, que M. Estiennes , après avoir avancé que la séquestration préserve toujours les individus qu'on y soumet , avoue quelques lignes plus bas, que sa propre servante et la femme d'un de ses confrères moururent , bien qu'elles observassent une quarantaine sévère. Il est vrai qu'il ajoute que la première étant chargée du soin de ses vêtements, et la seconde se trouvant en libre pratique avec son mari , l'une et l'autre avaient pu être mises en contact avec la matière contagieuse de la peste ; mais l'importation médiate de cette dernière par des personnes en bonne santé , est tout aussi dénuée de fondement que celle du choléra : il faut nécessairement la reléguer parmi ces suppositions gratuites que l'impatience du doute, le désir de consolider un système , arrachent quelquefois aux meilleurs esprits. Une circonstance, en outre , qu'il n'est pas inutile de noter, c'est que M. Estiennes ne s'oppose pas à ce que l'on fasse des autopsies ; or, s'il permet les autopsies, c'est que probablement elles sont sans danger ; et s'il en est ainsi, que devient la contagion de la peste ? Il n'y a rien, selon moi , à répliquer à une pareille argumentation. On serait mal reçu du moins à rappeler que M. Estiennes recommande d'attendre que les cadavres soient refroidis ; car, s'il faut s'en rapporter encore à ses assertions, le virus de la peste aurait la propriété de se conserver très-long-temps, et, certes, dans cette hypothèse, ce ne serait pas au bout de vingt-quatre ou trente-six heures qu'on pourrait procéder à une autopsie sans danger. On ne saurait s'étayer non plus de ce proverbe : *morte la bête, mort est le venin*, car l'expérience a surabondamment prouvé que les cadavres des pestiférés communiquent la maladie aussi bien que les corps vivants.

Il est un autre médecin qui a vu la peste de 1835, et qui paraît très-persuadé de sa contagion ; mais je me bornerai à rappeler, à ce sujet, que le travail que M. le docteur Lachaise a lu à l'Académie royale de médecine, le mois de janvier dernier, mentionne une foule de circonstances qui, précisément, viennent à l'appui de la thèse opposée. On y trouve, en effet, que la peste ne s'étend en Egypte qu'à certaines époques et dans certaines années seulement. — Que, dans les meilleures quarantaines, il s'en déclare des cas. — Qu'en évitant l'importation, on ne ferait que retarder son apparition, l'élément transmissible n'existant pas, selon lui, au début de l'épidémie. — Que le contact n'est pas nécessaire pour la contracter (1). — Or, la

(1) Selon lui, les médecins italiens et les religieux, qui mettaient la plus grande attention à ne pas toucher les hommes et les choses, ont été atteints eux-mêmes, ou la maladie a été dans leurs familles.

conséquence rigoureuse de ces assertions est que la peste a du moins quelquefois une origine locale. M. Lachaise l'a si bien senti, qu'il finit par établir qu'elle peut être sporadique, spontanée, c'est-à-dire, susceptible de se développer sans le secours de la contagion et de l'importation. De là, à la manière de voir que je professe, il n'y a qu'un pas, et M. Lachaise le franchira certainement, si, cherchant un peu moins à se concilier les bonnes grâces des notabilités scientifiques, il parvient à se dégager des préoccupations qui l'ont porté à s'écrier en face de M. Pariset : *Qu'il fait comme lui des vœux pour que les misères du plus misérable peuple de la terre soient adoucies.*

Pour ce qui est enfin des cas de peste qui ont eu lieu dernièrement à Marseille, et qu'on présente comme démontrant de la manière la plus péremptoire que ce fléau terrible se communique par le contact médiat ou immédiat, je ferai observer qu'à mon avis, ils militent puissamment en faveur de l'opinion contraire : il est incontestable, sans doute, que les hommes du *Léonidas* qui sont morts de la peste, s'étaient promenés la veille ou l'avant-veille de leur départ dans les rues de Constantinople ; mais ces hommes, selon toutes les apparences, avaient eu l'attention de ne toucher ni individus ni objets contaminés, et, s'ils devinrent malades, ce fut uniquement parce qu'ils avaient été, au sein même de l'épidémie, respirer un air chargé de miasmes pestilentiels. Ce qui prouve d'ailleurs que l'affection, à laquelle ils ont succombé, n'était pas contagieuse, c'est-à-dire transmissible par le contact, c'est que le chirurgien, qui a fait l'autopsie du premier, n'en a pas été dérangé ; que M. le docteur Chevillon, qui s'est renfermé avec le dernier, jouit d'une bonne santé, et que le reste de l'équipage n'a pas été atteint, quoique avant qu'on eût reconnu la nature du mal, il eût été pêle-mêle avec eux. Je n'ignore pas qu'on peut objecter à cela que, pour contracter la peste, il faut être prédisposé à la contracter. Mais comment croire que, parmi les marins et les passagers qui étaient à bord du *Léonidas*, il ne se soit trouvé que trois personnes susceptibles d'avoir la peste ? N'est-il pas plus vraisemblable que, si cet état morbide a borné là ses ravages, c'est que, par des mesures hygiéniques bien entendues, on a maintenu la salubrité de l'air dans le navire, et empêché qu'il ne s'y formât des foyers d'infection ?

Ce que je viens de dire sur les diverses épidémies de typhus d'Orient, qui ont régné soit en Europe, soit en Afrique et en Asie, prouve, de la manière la plus péremptoire, qu'elles ne se sont jamais développées que sous l'influence de causes locales, et que l'air a constamment été leur moyen unique de propagation. J'ajouterai que les propriétés communicables de la peste n'ont été démontrées, jusqu'ici, par aucune expérience directe et rigoureuse. Celles de M. Pariset, sur-tout, sont si peu concluantes, qu'on ne peut pas s'en étayer. Que firent, en effet, ce médecin et ses collégues ? Ils achetèrent six vêtements d'hommes morts de la peste, les lavèrent, les laissèrent tremper dans une solution de chlorure, et s'en revêtirent ensuite. Mais, en procédant ainsi, ils ont supposé l'existence du virus de la peste, et ne l'ont pas constatée. Or, c'est précisément là ce qu'il fallait commencer par faire, et le meilleur moyen d'y parvenir était de revêtir les vêtements dont il s'agit, avant qu'ils eussent été désinfectés. Au surplus, quand ces expériences auraient plus de valeur que je ne le prétends, on pourrait leur opposer celle de Desgenettes qui s'inocula du pus pris sur un bubon pestilentiel. On pourrait aussi leur opposer les faits suivants : A Marseille, les commissaires de l'école de Montpellier, Deidier, Vernier et Chycoineau, se conduisirent entièrement comme s'ils avaient eu à traiter une maladie ordinaire, et continuèrent à vivre sains et saufs. Au village de Ste-Tulle (même épidémie), le successeur de l'ancien curé, le chirurgien et le notaire, qui assistèrent tous les pestiférés, conservèrent une santé parfaite. Dans le même village, un enfant, âgé de trois mois, fut mis, quoiqu'encore vivant, dans la bière de sa mère, sous le prétexte qu'il périrait bientôt, et qu'il faudrait revenir le chercher dans la journée : une femme qui était là le retira, et, loin de succomber, il poussa sa carrière jusqu'à l'âge de 84

ans. A Damiette (1), une femme, attaquée de fièvre vio-
lente avec bubon, charbon, etc., guérit; ceux qui la soi-
gnèrent n'eurent aucun mal. Une alsacienne, épouse
d'un guide, qui allaitait son enfant, fit impunément plus
de 60 lieues derrière la voiture du général en chef, presque toujours assise entre deux pestiférés. La femme du
médecin Cérésole, mort à Alexandrie de la contagion,
rendit à son mari les soins les plus affectueux, sans en
être atteinte. En 1835, le fameux Clot-Bey, conjoin-
tement avec cinq médecins placés sous ses ordres,
toucha les malades, passa plusieurs heures par jour
auprès d'eux, pratiqua de nombreuses ouvertures de
cadavres, et cela sans que ni lui, ni ses subordonnés,
aient éprouvé le moindre dérangement. Tout récem-
ment, enfin, à Smyrne, M. le docteur Bulard s'est
montré le digne émule de Desgenettes, et ses expériences ont été couronnées du même succès.

Il résulte des détails dans lesquels je viens d'entrer
sur le typhus, la fièvre jaune et la peste, que ces affections ne se propagent que par le moyen de l'air, et
que, par conséquent, il y a lieu également quant à
elles de modifier notre législation sanitaire. Ce que j'ai
dit au sujet de la police hygiénique du choléra, leur
est applicable. On alléguera peut-être qu'elles diffèrent trop de celui-ci par leurs signes et par leurs ter-

(1) Histoire médicale de l'armée d'Orient.

minaisons pour qu'elles n'aient par une cause différente, et que dès-lors il est difficile d'admettre que
les mêmes mesures de salubrité leur soient appro-
priées. Cette objection, certes, ne serait pas sans force
s'il s'agissait de la nature intime des modificateurs qui
les produisent ; mais il n'est question, en ce moment,
que d'un caractère qu'on ne saurait refuser à aucune
d'elles, et qui est de ne se communiquer que par l'intermédiaire de l'air ambiant. Or, on conçoit que ces
maladies, quelque différence qu'il y ait entre leurs
causes et celle du choléra sous le rapport des propriétés physiques et chimiques, puissent réclamer un régime sanitaire identique ; c'est la conséquence naturelle et rigoureuse de leur mode de propagation. Que,
si l'on veut maintenant ne pas mettre la peste sur la
même ligne que le typhus et la fièvre jaune ; je pas-
serai volontiers condamnation. Le premier de ces
états morbides, je le sais, ne nous est pas aussi bien
connu que les deux autres, et jusqu'à ce que nous
ayons sur son origine des données plus nombreuses
et plus positives, on pourrait conserver la séquestration pour les provenances des pays où on l'observe ha-
bituellement. Mais les quarantaines, dans cette hypothèse, ne devraient être faites que dans les lazarets, et
encore faudrait-il qu'indépendamment de leur situa-
tion dans des endroits salubres, ces derniers fussent
assez vastes pour que les gens de mer et les passagers
pussent être logés dans des chambres séparées, d'où

il leur serait loisible de sortir pour se livrer au plaisir de la promenade dans des quinconces, des bosquets, ou de spacieux jardins susceptibles par leur verdure et leur arrangement de récréer la vue et l'esprit.

Pour ce qui est des villes ou des contrées dans lesquelles il s'est déclaré déjà quelques cas de peste, la conviction que j'ai de l'inutilité et des inconvénients des cordons, me porte à les repousser (voyez ce que je dis à ce sujet, page 22). Et puis, ce qui ne permet guère de douter que les communications de l'intérieur avec l'extérieur n'ont pas les résultats funestes qu'on leur attribue, c'est que, malgré l'impossibilité où l'on est d'obtenir une séquestration complète par les cordons, la maladie a toujours concentré ses ravages dans les localités où se trouvaient réunies une foule de causes d'infection. A Moscow, elle resta confinée dans la ville ; à Marseille, elle s'étendit à peine dans les campagnes ; il en a été constamment ainsi en Egypte et en Turquie.

Les communications de l'intérieur avec l'extérieur ont très-peu, quoiqu'on en dise, contribué à répandre la peste hors de son foyer d'activité. Il y a, au contraire, un danger imminent, incontestable, à rester dans ce foyer. Toute personne donc qui n'y sera pas retenue par des devoirs sacrés ou des intérêts majeurs, fera prudemment de le quitter, et d'aller au loin respirer un air pur et vivifiant. Quant à ceux qui ne peuvent pas abandonner leur domicile, il sera bien qu'ils fassent ce que j'ai recommandé de faire pour le choléra , c'est-à-dire qu'ils facilitent les courants d'air dans leurs maisons , qu'ils lavent à grande eau , qu'ils blanchissent les murailles , qu'ils pratiquent des fumigations , qu'ils ne laissent séjourner dans les cours et les rez-de-chaussées, ni les .eaux de vaisselle , ni aucune autre espèce d'immondices. Il sera bien aussi qu'ils aient le moins de relations possibles , soit avec les pestiférés , soit avec les quartiers où l'épidémie sévit avec le plus d'intensité. Il est très-difficile d'appliquer aux maisons les mesures quarantainaires , mais les établissements publics qui y ont été soumis s'en sont parfaitement trouvés. Les faits de ce genre sont , pour beaucoup de médecins, une preuve sans réplique de la contagion de la peste ; mais il faut rapprocher de ces faits ceux qui démontrent que le fléau terrible qui nous occupe peut se développer sans communication directe ou indirecte (les meilleures quarantaines nous en offrent des exemples) ; il faut tenir compte pareillement de l'heureuse influence que les mesures préventives exercent sur les personnes qui les prennent. D'un autre côté, la séquestration partielle ou individuelle , si j'ose m'exprimer ainsi, n'est pas applicable seulement aux états morbides que le contact détermine : il n'est pas une des affections qui se propagent par le moyen de l'air, dont on ne réussisse quelquefois à préserver les établissements publics par l'isolement ; il n'en est pas non plus dont on ne modifie avantageusement la marche et l'énergie, en éloignant des lieux où elle règne tout ce qui peut multiplier les foyers d'infection.

Les bons effets des quarantaines, en tant qu'on n'y a recours que pour les établissements publics et les maisons dans les villes atteintes de la peste, n'impliquent par contradiction avec ce que j'ai dit de l'inutilité et des inconvénients des cordons appliqués à ces mêmes villes. Dans le premier cas, en effet, la séquestration ne peut que diminuer les chances d'infection, puisque, d'une part, les individus qui s'y soumettent ont peu ou point de rapports avec les foyers principaux de l'épidémie, et que, de l'autre, ils ne négligent aucun des moyens propres à entretenir autour d'eux la salubrité de l'air et des lieux. Dans le second cas, au contraire, il est presque impossible qu'on ne donne pas au mal une intensité plus grande; car, en agglomérant des populations entières dans une enceinte plus ou moins circonscrite, l'atmosphère doit sans cesse se vicier davantage ; et comme le désespoir et la peur qui s'emparent presque toujours alors des masses, amènent inévitablement après eux l'insubordination, le désordre et l'inobservation des arrêtés de l'autorité administrative, il s'ensuit que les nouveaux cas deviennent chaque jour plus graves et plus nombreux.

Ainsi donc la suppression des cordons n'entraînera pas celle des quarantaines particulières, et l'on ne saurait trop les recommander aux personnes forcées de rester dans une ville contagiée. Il demeure bien entendu toutefois que ces sortes de quarantaines ne doivent être appliquées qu'aux établissements publics et aux maisons saines, et dont les habitants jouissent d'une certaine aisance ; car, pour les domiciles insalubres ou occupés par des pauvres, l'autorité agirait très-sagement de ne pas y laisser séjourner les malades, et de les faire transporter à l'hôpital.

Les mesures hygiéniques ci-dessus ne sont pas les seules qu'il y aurait à prendre pour empêcher le développement de la peste dans un pays, ou diminuer sa violence et sa durée lorsqu'elle s'y est introduite ; mais ces mesures étant absolument les mêmes que celles que j'ai conseillé de prendre au sujet du choléra, je renvoie à cet article pour éviter les répétitions et ne pas donner trop d'étendue à mon travail.

Si nous jetons actuellement un coup-d'œil sur l'ensemble de ce mémoire, nous verrons que, parmi les affections réputées contagieuses, il n'y a que celles qui sont d'origine miasmatique à qui on fasse l'application du système sanitaire en vigueur ; et, comme l'un des principes fondamentaux de ce système est la séquestration des malades et des objets contaminés, il est clair qu'on n'y a recours que dans des cas où il est formellement contre-indiqué.

Je ferai remarquer, en outre, que la question du mode de propagation du choléra, du typhus, de la fièvre jaune et de la peste, renfermant implicitement celle de la contagion, la manière dont j'ai procédé à l'examen de l'une, est la seule qui permette d'élucider l'autre. Envisager, en effet, cette question ardue, sous le même point de vue que les contagionistes, c'est retomber dans le vague et l'obscurité d'une doctrine fondée sur des erreurs, et consacrée par la crédulité des peuples. S'attacher, au contraire, à bien apprécier le mode de transmission des maladies qui passent pour être contagieuses ; indiquer celles qui ne se communiquent que par le contact ; celles qui se répandent à la fois par contagion et par infection ; celles qui se propagent par le moyen de l'air seulement, c'est lever tous les doutes, c'est conduire directement à la connaissance des affections qui repoussent ou réclament les lois sanitaires qui nous gouvernent, c'est enfin mettre sur la voie d'un système hygiénique plus sage, plus philosophique, plus en harmonie avec les besoins du commerce et de l'industrie que celui que nous avons.

OUVRAGES DU MÊME AUTEUR

TRAITÉ DES MALADIES DU FOIE, 1 vol. in-8º. Paris, 1828.

Cet ouvrage, ayant été envoyé au concours que la Société médicale d'émulation de Paris avait ouvert en 1837, *sur l'inflammation aiguë et chronique du foie*, fut honorablement distingué par cette Société, qui décerna, à son tour, une médaille d'or de 200 fr., et le titre de correspondant.

TRAITÉ DES FIÈVRES INTERMITTENTES, 1 vol. in-8º. Paris, 1835.

Cet ouvrage, auquel la *Presse médicale*, tant de la métropole que des départements, a fait l'accueil le plus flatteur, a été couronné par la Société de médecine-pratique de Paris, dans sa séance publique du 12 janvier 1837.

CONSIDÉRATIONS SUR LA FIÈVRE TYPHOÏDE. Bordeaux, 1836.

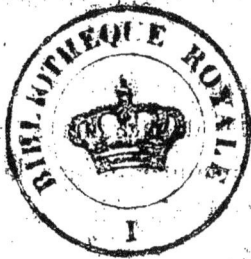